42 Ricette Che Aumentano La Fertilità:

Queste Ricette Aggiungeranno Tante Vitamine E Minerali Alla Tua Dieta Rendendoti Più Fertile In Poco Tempo

Di

Joe Correa CSN

COPYRIGHT

RINGRAZIAMENTI

Questo libro è dedicato a tutti i miei amici e famigliari che hanno avuto problemi di salute, sia leggeri che gravi, affinché possano trovare i rimedi giusti ed effettuare i necessari cambiamenti nella propria vita.

42 Ricette Che Aumentano La Fertilità:

Queste Ricette Aggiungeranno Tante Vitamine E Minerali Alla Tua Dieta Rendendoti Più Fertile In Poco Tempo

Di

Joe Correa CSN

INDICE

SULL'AUTORE

Dopo anni di ricerca, sono sinceramente convinto degli effetti positivi che una corretta alimentazione può avere sul corpo e sulla mente. La mia formazione e la mia esperienza mi hanno aiutato a vivere in maniera più sana nel corso degli anni, e quello che ho imparato l'ho condiviso con la mia famiglia e con gli amici. Quanto più sarete informati sui benefici dell'alimentarsi e del bere in maniera sana, tanto più sarete invogliati a cambiare la vostra vita e le vostre abitudini alimentari.

L'alimentazione è una parte fondamentale per raggiungere l'obiettivo di una vita sana e longeva, perciò iniziate da subito. Il primo passo è il più importante ed il più significativo.

INTRODUZIONE

42 Ricette Che Aumentano La Fertilità: Queste Ricette Aggiungeranno Tante Vitamine E Minerali Alla Tua Dieta Rendendoti Più Fertile In Poco Tempo

Di Joe Correa CSN

Questo libro è una collezione di ricette basate su cibi salutari che forniscono i valori nutritivi necessari per aumentare la fertilità e aiutare il tuo corpo a tornare in bilancio ormonale, un aspetto molto importante per la fertilità.

La riproduzione è comune per tutti gli esseri viventi. Tuttavia, a volte non succede quello che pianifichiamo. Quando scavi un po' sotto la superficie, scoprirai che le difficoltà nel concepire sono più frequenti di quanto ci si aspettasse. Ciò accade in tutto il mondo.

Prendersi cura della proprio sistema riproduttivo e prepararsi per la gravidanza significa che dovrai cambiare alcune delle tue abitudini, specialmente le abitudini alimentari.

Diversi studi hanno dimostrato che una dieta salutare può migliorare la fertilità. Può anche prevenire aborti spontanei e aumentare la salute generale della madre. Un pasto pieno di valori nutritivi diversi è la chiave per un sistema riproduttivo salutare, sia lo sperma che le uova sono protetti da antiossidanti, vitamine e minerali.

Le mie ricette si basano su cibi che aiutano il tuo corpo a mantenere il suo bilanciamento ormonale aumentando l'assorbimento degli elementi nutritivi per darti l'opportunità di avere una gravidanza normale e salutare.

Un altro problema importante che vorrei menzionare è che tutte queste ricette sono basate sui cibi organici. Dovresti sempre ricordartelo quando prepari queste ricette. I pesticidi e gli erbicidi nei cibi convenzionali sono dannosi ed hanno effetti negativi sulla gravidanza sia negli uomini che nelle donne. Scegli sempre frutti organici e verdure che non sono solo liberi da diversi agenti chimici ma hanno anche più valori nutritivi dei cibi processati.

I grassi saturi, il colesterolo, e gli acidi grassi essenziali sono importanti per lo sviluppo del feto e la sua crescita. Cibi come il pesce, l'olio di cocco, la carne cibata con erba, le noci, i semi, e così via, sono arricchiti con il colesterolo salutare che manterrà la produzione di ormoni nel tuo corpo. Questo libro ti insegnerà come preparare questi pasti deliziosi senza molto sforzo.

Prendersi cura della propria salute prima e durante la gravidanza significa che si sta creando una vita nuova e salutare per il tuo futuro bambino.

42 RICETTE CHE AUMENTANO LA FERTILITÀ: QUESTE RICETTE AGGIUNGERANNO TANTE VITAMINE E MINERALI ALLA TUA DIETA RENDENDOTI PIÙ FERTILE IN POCO TEMPO

1. Quinoa con pistacchio e miele

Ingredienti:

2 cucchiai di pistacchi, senza sale

1 tazza di Yogurt greco, organico

1 tazza di quinoa bianca

2 cucchiaini di miele

½ cucchiaino di estratto di vaniglia

1 tazza di acqua

Preparazione:

Versare la quinoa in una pentola di acqua bollente. Cuocere a fuoco lento per 15 minuti e rimuovere del tutto la fiamma. Tagliare i pistacchi e mescolarli nella pentola.

Unire lo yogurt, la vaniglia e il miele. Mescolare bene per unire tutti gli Ingredienti.

Versare uno strato di miscuglio di quinoa e guarnire con il miscuglio di yogurt nei bicchieri da portata. Ripetere il processo finché i bicchieri vengono riempiti.

Informazioni nutrizionali per porzione: Kcal: 260, Proteine: 11.2g, Carboidrati: 39.5g, Grassi: 7.3g

2. Frullato di succo di mela

Ingredienti:

1 tazza di spinaci baby, tagliati

½ tazza di cetrioli, sbucciati e a fette

¼ tazza di succo di mela, senza zucchero

¼ tazza di acqua

Preparazione:

Unire tutti gli Ingredienti in un frullatore. Mescolare finché il tutto è omogeneo. Trasferire il miscuglio in bicchieri da portata. Tenere in frigo per circa 20 minuti prima di servire.

Informazioni nutrizionali per porzione: Kcal: 110, Proteine: 4.5g, Carboidrati: 22.1g, Grassi: 1.5g

3.   Omelette di salmone e asparagi

Ingredienti:

120g di fette di salmone, essiccato

8 uova

¼ tazza di cipolla, a dadini

90g di asparagi, cotti

1 cucchiaio di latte, organico

2 cucchiaini di olio di canola

1 spicchio d'aglio, a dadini

2 cucchiai di prezzemolo, finemente tagliato

1 cucchiaino di succo di limone

1 cucchiaino di erba cipollina, tritati

1 cucchiaino di aneto, tritato

Preparazione:

Riscaldare l'olio in una padella antiaderente a temperatura medio-alta. Aggiungere la cipolla e soffriggere per 1 minuto, poi aggiungere gli asparagi e continuare a cuocere per un altro minuto. Aggiungere il succo di limone e cospargere le verdure equamente sul fondo.

Unire le uova, latte e le spezie in una grande ciotola. Condire con del sale e pepe a piacere. aggiungere l'uovo nella padella e cuocere per 1 minuto.

Aggiungere il miscuglio dell'uovo e guarnire con le fette di salmone. Abbassare la fiamma e cuocere per altri 3 minuti, o finché le uova sono ferme. Rimuovere del tutto la fiamma e usare la spatola per piegare l'omelette prima di servire.

Informazioni nutrizionali per porzione: Kcal: 350, Proteine: 40.5g, Carboidrati: 9.7g, Grassi: 14.2g

4.   Frullato di Cetrioli e mele

Ingredienti:

½ tazza di succo di mela, senza zucchero

½ cetrioli medi, sbucciati e a fette

½ tazza di spinaci, tagliati

½ tazza di acqua

1 cucchiaino di semi di canapa

Preparazione:

Posizionare tutti gli Ingredienti in un frullatore. Mescolare finché il tutto è omogeneo e trasferire in bicchieri da portata. Servire con dei cubetti di ghiaccio prima di servire.

Informazioni nutrizionali per porzione: Kcal: 198, Proteine: 6.1g, Carboidrati: 30.6g, Grassi: 6.3g

5.   Sgombro con aglio

Ingredienti:

450g di sgombro, intero, pulito

15 spicchi d'aglio, schiacciato

4 grandi carote, a fette

2 cucchiai di olio d'oliva

3 zucchine medie, a fette

1 cucchiaino di sale

1 cucchiaino di pepe nero, tritato

Preparazione:

Riscaldare il forno a 200°C.

Strofinare il sale e pepe sul pesce. Oliare il foglio di carta da forno con dell'olio. Cospargere l'aglio schiacciato sul fondo del foglio. Posizionare il pesce su di esso e imperlarlo. Infornare per circa 25 minuti.

Intanto, unire le verdure in una pentola di acqua bollente e cuocere per 2-3 minuti, o finché il tutto si intenerisce. rimuovere del tutto la fiamma e condire con sale e pepe a piacere.

Quando il tutto è pronto, Servire il pesce e le verdure. Per del sapore aggiuntivo, aggiungere altri spicchi.

Informazioni nutrizionali per porzione: Kcal: 710, Proteine: 27.5g, Carboidrati: 10.5g, Grassi: 56.2g

6.   Insalata di giardino

Ingredienti:

3 zucchine medie, sbucciate e a pezzi

1 zucca media, sbucciata e a pezzi

2 spicchi d'aglio, tritato

1 grande carota, a pezzi

1 cucchiaio di miele

2 cucchiai di succo di limone

1 cucchiaino di sale

1 cucchiaino di pepe nero, tritato

Preparazione:

Preriscaldare l'olio in una grande padella a temperatura medio-alta. aggiungere la cipolla e l'aglio e soffriggere finché diventa traslucido. Ora, aggiungere tutti gli altri ingredienti e condire con sale e pepe a piacere. Cuocere per 10 minuti o finché il tutto è tenero. Servire caldo.

Informazioni nutrizionali per porzione: Kcal: 710, Proteine: 27.5g, Carboidrati: 10.5g, Grassi: 56.2g

7.   Pollo al coriandolo

Ingredienti:

6 pezzi di pollo (cosce e petti), senza pelle

2 cucchiaini di olio vegetale

2 tazze di riso a grani lunghi

4 tazze di acqua

2 pomodori medi, tagliati

1 peperone verde medio, tagliati

1 peperone rosso medio, tagliati

2 spicchi d'aglio, tritati

1 carota media

4 tazze di mais, congelato

60g di olive nere

½ tazza di sedano, finemente tagliato

1 cipolla media

1 cucchiaio di coriandolo, finemente tagliato

¼ cucchiaino di sale

¼ cucchiaino di pepe nero, tritato

2 spicchi l'aglio, tagliato finemente

Preparazione:

Preriscaldare l'olio in una pentola profonda a temperatura medio-alta. Aggiungere il pollo e cuocere finché diventa dorato. Aggiungere tutti gli Ingredienti eccetto il riso e le olive. Versare l'acqua per coprire tutti gli Ingredienti. Coprire con un coperchio e ridurre la fiamma. Cuocere per 30 minuti, o finché la carne è pronta. Rimuovere il tutto dalla fiamma.

Intanto, unire il riso e le olive in una pentola. Versare abbastanza acqua per coprire tutti gli Ingredienti. Cospargere con del sale e coprire con un coperchio. Cuocere a temperatura media per circa 20 minuti. rimuovere il tutto dalla fiamma e Servire con pollo e verdure.

Informazioni nutrizionali per porzione: Kcal: 448, Proteine: 24.5g, Carboidrati: 71.4g, Grassi: 7.5g

8.   Frullato di Quinoa e mirtilli

Ingredienti:

¼ tazza di quinoa, precotta

½ tazza di mirtilli, congelati

½ tazza di spinaci, finemente tagliati

½ tazza di Yogurt greco, organico

2 cucchiai di latte scremato, organico

Preparazione:

Unire tutti gli Ingredienti in un frullatore. Mescolare finché il tutto è omogeneo e trasferire in bicchieri da portata. Tenere in frigo per 20 minuti prima di servire.

Informazioni nutrizionali per porzione: Kcal: 121, Proteine: 7.1g, Carboidrati: 22.5g, Grassi: 1.2g

9.   Pasta con frutti di mare

Ingredienti:

450g di pasta

2 cucchiai di olio vegetale

½ tazza di aceto di mele

½ tazza di aceto di vino

½ tazza di acqua

3 cucchiai di mostarda

¼ cucchiaino di pepe nero, tritato

2 pimenti, a fette

2 piccoli cetrioli, a fette

2 cipolle piccole, a fette

1 testa di lattuga

Preparazione:

Usare le istruzioni sul pacco per cuocere la pasta. Scolare e sciacquare bene. Posizionare in una grande ciotola e mettere da parte.

Unire l'aceto, l'acqua, il pimento, la mostarda, il sale, e il pepe. Mescolare finché il tutto è omogeneo. Versare il miscuglio sulla pasta.

Aggiungere cetrioli e le fette di cipolla e dare una bella mescolata. Tenere in frigo per una notte per mischiare i sapori. Scolare prima di servire e servire sulle fette di lattuga.

Informazioni nutrizionali per porzione: Kcal: 158, Proteine: 4.2g, Carboidrati: 31.5g, Grassi: 2.7g

10.   Spiedini di scaloppine

Ingredienti:

3 peperoni medi, a bocconcini

450g scaloppine fresche

1 tazza di pomodori ciliegini, tagliati a metà

¼ tazza di aceto balsamico

¼ tazza di olio vegetale

3 cucchiaio di succo di limone

½ cucchiaino di aglio in polvere

¼ cucchiaino di pepe nero, tritato

 Spiedini

Preparazione:

Posizionare i peperoni in acqua bollente e cuocere per 2 minuti. Rimuovere il tutto dalla fiamma e scolare.

Unire i pomodori, la scaloppina, e il peperone sugli spiedini. Unire tutti gli altri ingredienti in una ciotola e mescolare bene e unire. Cospargere con marinata e posizionare sulla griglia.

Grigliare per circa 15 minuti finché il tutto è pronto. Rimuovere il tutto dalla griglia e Servire.

Informazioni nutrizionali per porzione: Kcal: 223, Proteine: 30.4g, Carboidrati: 13.7g, Grassi: 6.8g

11.   Pasta con Fagioli neri e Carciofi

Ingredienti:

450g di carciofi, scolati e tagliati

450g di fagioli neri, in lattina, scolati e sciacquati

450g di penne (pasta)

1 tazza di cipollotti, finemente tagliati

2 grandi pomodori, tagliati

2 spicchi d'aglio, schiacciato

1 cucchiaio di olio extra vergine di oliva

½ cucchiaino di sale

¼ cucchiaino di pepe nero, tritato

¼ cucchiaino di basilico, tritato

½ cucchiaino di pepe Cayenna

Preparazione:

Usare le istruzioni sul pacco per cuocere la pasta. Scolare e trasferire in una ciotola grande.

Posizionare i carciofi in una pentola di acqua bollente e cuocere per 5 minuti. Rimuovere il tutto dalla fiamma e scolare. Unire i carciofi con la pasta e mettere da parte.

Preriscaldare l'olio in una grande padella a temperatura medio-alta. Aggiungere le cipolle e soffriggere per circa 4-5 minuti, o finché sono pronte. Aggiungere i pomodori, l'aglio, e un pizzico di sale, pepe, e basilico a piacere. Coprire con un coperchio e cuocere per altri 10 minuti. Ora, aggiungere i fagioli, il pepe di cayenna e abbassare la fiamma. Coprire con un coperchio e cuocere per 10-15 minuti, o finché i fagioli sono teneri. Rimuovere il tutto dalla fiamma.

Versare il miscuglio sulla pasta e mescolare bene per unire. Servire immediatamente.

Informazioni nutrizionali per porzione: Kcal: 324, Proteine: 16.3g, Carboidrati: 58.4g, Grassi: 3.4g

12. Couscous con pomodoro e Basilico

Ingredienti:

4 grandi pomodori, a dadini

1 tazza di couscous

½ tazza di Mozzarella, organico, a pezzi

3 cucchiai di cipolle, tritate

1 cucchiaio di olio d'oliva

1 cucchiaino di succo di limone

1 spicchio d'aglio, tritato

1 tazza di acqua

¼ tazza di foglie di basilico

½ cucchiaino di sale marino

¼ cucchiaino di pepe nero, tritato

Preparazione:

Unire il pomodoro, il formaggio, l'aglio, le cipolle, il succo di limone, e l'olio d'oliva. Cospargere con sale e pepe e mescolare bene. Coprire e tenere in frigo per 30 minuti per far marinare il tutto.

Far bollire una tazza di acqua in una grande padella a temperatura medio-alta. Aggiungere il couscous e rimuovere dalla fiamma. Coprire con un coperchio e mettere da parte per 5 minuti per far raffreddare il tutto.

Ora, unire il miscuglio di pomodoro e il couscous in una grande ciotola. Dare una bella mescolata e guarnire con foglie di basilico. Servire.

Informazioni nutrizionali per porzione: Kcal: 283, Proteine: 13.7g, Carboidrati: 7.4g, Grassi: 14.3g

13.   Insalata di Pollo asiatico

Ingredienti:

4 petti di pollo, a bocconcini

1 testa di lattuga romana media

1 tazza di arance, a spicchi

½ tazza di parmigiano, organico, a pezzi

½ tazza di fragole, a metà

2 cucchiaio di noci, tagliate

1 tazza di spinaci, tagliati

1 cucchiaino di aceto balsamico

Preparazione:

Posizionare la carne tagliata in una padella antiaderente. Cuocere la carne per 10 minuti su entrambi i lati. Rimuovere dalla fiamma e mettere da parte.

Prendere un'insalatiera o un piatto e creare degli strati nel seguente ordine: lattuga, spinaci, carne, arance, fragole. Cospargere con noci e guarnire con pezzi il formaggio. Cospargere con l'aceto e agitare bene prima di servire.

Informazioni nutrizionali per porzione: Kcal: 223, Proteine: 16.2g, Carboidrati: 9.9g, Grassi: 10.3g

14. Tonno al rosmarino

Ingredienti:

450g di bistecche di tonno

5 cucchiai di olio d'oliva

2 cucchiai di succo di lime

2 cucchiaini di cumino, tritato

1 cucchiaio di rosmarino, finemente tagliato

2 cucchiaini di coriandolo essiccato, tritato

Preparazione:

Unire olio, succo di lime, cilantro, e cumino in una ciotola a marinare. Posizionare il pesce e impanare bene con la salsa marinata. Tenere in frigo per almeno 20 minuti.

Preriscaldare la griglia a temperature medio-alta. Posizionare la carne sulla griglia e servire la salsa marinata. Cospargere sulla carne ogni 2 minuti la salsa marinata durante la cottura. Grigliare finché il carbone diventa affilato.

Informazioni nutrizionali per porzione: Kcal: 230, Proteine: 27.4g, Carboidrati: 1.2g, Grassi: 17.3g

15.   Insalata di cavolo e pomodoro

Ingredienti:

1 piccolo cavolo, a pezzi

2 pomodori medi, a cubetti

1 tazza di cavolo rosso, a pezzi

2 cucchiai di coriandolo, tagliato

¼ cucchiaino di sale

¼ cucchiaino di pepe nero, tritato

Preparazione:

Unire il cilantro, il sale, e il pepe in una piccola ciotola. Mescolare e mettere da parte.

Unire il cavolo, il pomodoro e il cavolo rosso in una grande insalatiera. Cospargere con un miscuglio di spezie già pronte.

Servire.

Informazioni nutrizionali per porzione: Kcal: 43, Proteine: 2.1g, Carboidrati: 7.9g, Grassi: 1.2g

16.   Zuppa di tacchino

Ingredienti:

450g di tacchino, senza pelle, senza ossa, a cubetti

½ tazza di funghi

1 spicchio d'aglio, tritato

1 cipolla media, a dadini

2 tazze di pasta al pomodoro

1 tazza di brodo di pollo, a basso contenuto di sodio

1 tazza di sedano, finemente tagliati

1 peperone medio, tagliato

3 piccole patate, sbucciate e a cubetti

1 cucchiaino di paprika, tritato

1 tazza di piselli

1 cucchiaio di prezzemolo, finemente tagliati

1 cucchiaino di origano essiccato, tritato

½ cucchiaino di pepe nero, tritato

½ cucchiaino di sale

Preparazione:

Posizionare la carne in una grande padella antiaderente. Cospargere con paprika e cuocere per 5 minuti a temperatura medio-alta. Rimuovere la carne dalla padella e mettere da parte. Ora, posizionare i funghi, i peperoni, l'aglio, le cipolle, e il sedano nella padella. Mescolare bene e cuocere per 5 minuti. Aggiungere gli Ingredienti rimanenti e la carne. Mescolare bene e coprire con un coperchio. Ridurre la fiamma e cuocere per circa 40 minuti, mescolando occasionalmente.

Rimuovere dalla fiamma e Servire caldo.

Informazioni nutrizionali per porzione: Kcal: 278, Proteine: 33.2g, Carboidrati: 31.7g, Grassi: 4.8g

17.   Insalata di pomodoro e Broccoli

Ingredienti:

3 tazze di il pomodori, tagliati

450g di broccoli, a metà

1 tazza di panna acida, organica, senza grassi

½ tazza di latte scremato, organico

1 cucchiaino di curry in polvere

1 cucchiaino di mostarda

¼ cucchiaino di sale

5-6 Foglie di lattuga romana

Preparazione:

Attentamente posizionare i broccoli in una pentola di acqua bollente. Cuocere per circa 5 minuti o finché il tutto è tenero. Rimuovere dalla fiamma e scolare bene. Mettere da parte per far raffreddare il tutto.

Posizionare i pomodori in un frullatore. Aggiungere un pizzico di sale a piacere. Mescolare finché il tutto è omogeneo. Mettere da parte.

Intanto, unire latte, panna acida, e spezie. Sbattere per unire e versare sui broccoli. Tenere in frigo per 2 ore per unire i sapori.

Allineare le foglie di lattuga su una teglia e inserire l'insalata con un cucchiaio. Guarnire con salsa di pomodoro già pronto.

Informazioni nutrizionali per porzione: Kcal: 109, Proteine: 4.1g, Carboidrati: 11.2g, Grassi: 1.2g

18. Frittata di peperoni rossi

Ingredienti:

2 grandi peperoni, tagliati

8 uova

2 cucchiai di parmigiano, organico

1 cucchiaino di olio d'oliva

½ tazza di prezzemolo, tagliati

½ tazza di sedano, tagliati

1 piccola cipolla, tagliata

2 spicchi d'aglio, tritato

¼ cucchiaino di pepe nero, tritato

Preparazione:

Unire le uova, il prezzemolo, e il pepe nero in una ciotola. Sbattere bene e mettere da parte.

Preriscaldare l'olio in una grande padella a temperatura medio-alta. Aggiungere l'aglio, il sedano, la cipolla e i peperoni. Cuocere per 5 minuti mescolando occasionalmente. Versare sul miscuglio di uova e cospargere in modo uniforme. Cuocere finché le uova sono pronte. Rimuovere dalla fiamma e cospargere con il formaggio. Piegare le omelette e Servire.

Informazioni nutrizionali per porzione: Kcal: 340, Proteine: 22.1g, Carboidrati: 23.1g, Grassi: 15.2g

19.   Zuppa di funghi e aglio

Ingredienti:

450g di funghi porcini, tagliati

1 cipolla media, tagliata

1 tazza di spinaci, tagliati

4 tazze di brodo di pollo, senza sale

2 cucchiaini di olio vegetale

2 tazze di acqua

1 tazza di quinoa, precotta

3 spicchi d'aglio, tritato

¼ cucchiaino di sale

¼ cucchiaino di pepe nero, tritato

1 cucchiaino di timo, tagliato

Preparazione:

Preriscaldare l'olio in una grande padella a temperatura bassa. Aggiungere la cipolla e soffriggere per 5-6 minuti o finché diventa traslucida. Aggiungere i funghi, coprire, con un coperchio e cuocere per 10 minuti e mettere da parte. Ora, aggiungere l'aglio, la quinoa, il timo, e sale.

Cuocere per altri 20 minuti e rimuovere dalla fiamma. Aspettate alcuni minuti per far raffreddare il tutto e trasferire in un frullatore. Mescolare e riposizionare in padella. Aggiungere tutti gli Ingredienti rimanenti e cuocere per 10 minuti, mescolando occasionalmente. Cospargere con sale e pepe a piacere.

Servire caldo.

Informazioni nutrizionali per porzione: Kcal: 110, Proteine: 4.2g, Carboidrati: 18.6g, Grassi: 2.5g

20.   Fagioli lima con finocchio

Ingredienti:

2 tazze di fagioli lima

1 tazza di finocchi, tagliati

1 piccola cipolla, a dadini

½ tazza di brodo di verdure, senza sale

1 tazza di spinaci, finemente tagliati

1 cucchiaio di aceto di mele

1 cucchiaio di olio d'oliva

¼ cucchiaino di pepe nero, tritato

Preparazione:

Posizionare i fagioli in una pentola di acqua bollente e cuocere per circa 10 minuti. Rimuovere dalla fiamma e scolare bene.

Riscaldare l'olio in una grande padella a temperatura medio-alta. Aggiungere la cipolla e il finocchio e cuocere per 5 minuti, o finché il tutto è tenero.

Aggiungere i fagioli e il brodo di pollo nella padella e mescolare bene. Cuocere per 2-3 minuti e poi aggiungere gli spinaci. Abbassare la fiamma e coprire con un coperchio. Cuocere per 10 minuti. Rimuovere dalla fiamma, e aggiungere l'aceto e il pepe. Far riposare per un po' e Servire.

Informazioni nutrizionali per porzione: Kcal: 93, Proteine: 5.2g, Carboidrati: 15.3g, Grassi: 4.2g

21. Biscotti al Cioccolato fondente

Ingredienti:

¼ tazza di cacao in polvere, setacciato

8 cucchiaio di burro, senza sale

1 tazza di gocce di cioccolato fondente

2 grandi uova

1 tazza di farina integrale

1 cucchiaino di estratto di menta peperita

1 cucchiaio di miele

1 cucchiaino di bicarbonato di sodio

¼ cucchiaino di sale

Preparazione:

Preriscaldare il forno a 180°C.

Unire burro e miele in una ciotola. Usare il frullatore finché il miscuglio è soffice. Aggiungere le uova e sbattere finché il tutto è omogeneo. Mettere da parte.

Unire farina, bicarbonato di sodio, cacao, e sale in una ciotola a parte. Mischiare bene per unire e aggiungere le gocce di cioccolato.

Ora unire i miscugli precedentemente preparati e strizzare con le mani per ottenere un bell'impasto. Creare delle palline di impasto e posizionarle su una carta forno. Schiacciare leggermente le palline per creare i biscotti.

Infornare per 10-12 minuti, o finché il tutto è pronto. Rimuovere dal forno e posizionare i biscotti su una griglia per far raffreddare il tutto per un po'.

Servire!

Informazioni nutrizionali per porzione: Kcal: 121, Proteine: 2.2g, Carboidrati: 14.5g, Grassi: 7.3g

22. Frittata di Verdure e formaggio

Ingredienti:

8 grandi le uova

225g di funghi button, a fette

225g di funghi shiitake, a fette

1 grande cipolla, a fette

1 spicchio d'aglio, tritato

1 tazza di pomodori, schiacciai

½ tazza di olive, senza seme e a metà

4 cucchiai di latte, organico

3 cucchiai di farina 00

1 cucchiaino di lievito in polvere

1 cucchiaino di sale dell'Himalaya

½ cucchiaino di pepe nero, tritato

Preparazione:

Preriscaldare il forno a 200°C.

Sbattere le uova in una grande ciotola. Aggiungere la farina, il lievito in polvere, e il latte e mescolare finché tutto è unito e trasferire poi nell'impasto. Mettere da parte.

Preriscaldare l'olio in una grande padella a temperatura medio-alta. Aggiungere i funghi e le cipolle e cuocere per 10 minuti, o finché il tutto si intenerisce. Aggiungere l'aglio e cuocere per circa 2-3 minuti. Versare sulla i pomodori, e aggiungere le olive. Mescolare di nuovo, e abbassare la fiamma. Versare sull'impasto creato precedentemente e mescolare finché il tutto è unito con le verdure. Cuocere per altri 3-4 minuti e rimuovere dalla fiamma.

Trasferire il tutto su carta forno e posizionarlo in forno. Infornare per 10 minuti, poi ridurre la fiamma a 160°C e infornare per altri 25 minuti o finché diventa leggermente dorato. Rimuovere dalla fiamma e tagliare a pezzi. Servire caldo.

Informazioni nutrizionali per porzione: Kcal:221, Proteine: 11.5g, Carboidrati: 32.4g, Grassi: 14.2g

23.   Torta di Pollo e Zucchine

Ingredienti:

120g di petti di pollo, senza pelle e senza ossa, a cubetti

1 zucchina media, sbucciata e tagliata

2 pomodori medi, tagliati

1 cipolla media, a fette

1 tazza di latte scremato, organico

4 grandi le uova

2 cucchiai di crema al formaggio, organico

¼ cucchiaino di pepe nero, tritato

Preparazione:

Preriscaldare il forno a 200°C.

Unire, carne, cipolla, zucchine, formaggio, e pomodori in una grande ciotola. Mescolare bene per unire e trasferire in una teglia. Mettere da parte.

Sbattere insieme le uova, il formaggio, il latte, e il pepe. Versare equamente sulla carne.

Infornare per 40 minuti o finché uno spiedino inserito nella carne fuoriesce pulito. Rimuovere dal forno e far raffreddare per 5 minuti. Tagliare in porzioni e Servire.

Informazioni nutrizionali per porzione: Kcal: 156, Proteine: 15.2g, Carboidrati: 16.2g, Grassi: 5.6g

24. Insalata di Spinaci e fragole

Ingredienti:

450g di spinaci baby, tagliati

450g di fragole, a metà

1 cetriolo medio, a fette

¼ tazza di cipolla rossa, finemente tagliati

2 cucchiaio di mandorle, grossolanamente tagliate

2 cucchiai di succo di limone

1 cucchiaio di aceto

1 cucchiaio di miele

¼ cucchiaino di sale

Preparazione:

Unire succo di limone, aceto, miele, e sale in una piccola ciotola. Mettere da parte per mischiare i sapori.

Unire spinaci, fragole, cetrioli, cipolla, e mandorle in una grande insalatiera. Agitare bene per unire.

Cospargere la salsa marinata sull'insalata e Servire!

Informazioni nutrizionali per porzione: Kcal: 142, Proteine: 4.5g, Carboidrati: 20.3g, Grassi: 7.5g

25. Lasagna di zucchine

Ingredienti:

900g di zucchine, sbucciate e tagliate

240g di ricotta, organica

240g di Mozzarella,organica, a pezzi

¼ tazza di Parmigiano, organico, a pezzi

2 tazze di salsa di pomodoro fatto in casa

240g di sfoglie di lasagna

Preparazione:

Preriscaldare il forno a 180°C.

Oliare la carta forno con olio vegetale spray. Creare il primo strato con salsa di pomodoro. Guarnire con 3 sfoglie.

Ora, stendere le fette di zucchine. In una ciotola a parte, unire ricotta, parmigiano e mozzarella e usare circa 1/3 del miscuglio per lo strato successivo. Ripetere il processo finché tutti gli Ingredienti sono stati usati.

Infornare per circa 40 minuti e rimuovere dal forno. Mettere da parte per far raffreddare il tutto e tagliare in porzioni.

Potete anche aggiungere altre verdure o cambiare l'ordine degli strati.

Informazioni nutrizionali per porzione: Kcal: 453, Proteine: 23.5g, Carboidrati: 53.2g, Grassi: 17.6g

26. Insalata di barbabietola e Avocado

Ingredienti:

4 barbabietole medie, sbucciate, a metà

1 avocado, senza seme, sbucciato, tagliato

10 pomodori ciliegini, a metà

1 tazza di mele gala organico

1 carota media, a fette

1 cucchiaio di aceto balsamico

2 cucchiai di olio extra vergine d'oliva

¼ cucchiaino di pepe di Cayenna

¼ cucchiaino di pepe nero, tritato

¼ cucchiaino di sale

Preparazione:

Posizionare gentilmente le barbabietole in una pentola di acqua bollente. Cuocere per circa 15 minuti, o finché il tutto si intenerisce.

Unire olio, aceto e pepe di cayenna. Aggiungere un pizzico di sale e pepe a piacere e mescolare bene. Mettere da parte.

Unire avocado, mela, carota, pomodori, e cavoli in una grande insalatiera. Aggiungere le barbabietole e cospargere il tutto con il condimento. Nuovamente, dare una bella mescolata e Servire.

Informazioni nutrizionali per porzione: Kcal: 191, Proteine: 4.2g, Carboidrati: 5.3g, Grassi: 17.3g

27. Salmone al forno con mostarda

Ingredienti:

450g di filetto di salmone,

1 tazza di panna acida, organico

2 cucchiai di mostarda Dijon

3 cucchiai di cipolline, finemente tagliate

2 cucchiaini di aneto essiccato, tritato

2 cucchiai di succo di limone

1 spicchio d'aglio, tritato

¼ cucchiaino di pepe nero, tritato

1 cucchiaino di olio di semi di uva

Preparazione:

Preriscaldare il forno a 200°C.

Unire la mostarda, il succo di limone, la panna acida, le cipolline e l'aneto in una ciotola. Mettere da parte per mescolare i sapori.

Oliare la carta forno e posizionare la carne. Aggiungere l'aglio e cospargere con del pepe a piacere. Versare sulla salsa precedentemente preparata.

Infornare per circa 20 minuti. Servire con della verdura fresca.

Informazioni nutrizionali per porzione: Kcal: 196, Proteine: 27.3g, Carboidrati: 5.4g, Grassi: 7.3g

28. Fagiolini con formaggio Cheddar

Ingredienti:

450g di fagiolini, a bocconcini

1 grande cipolla, a fette

60g di cheddar, organico, a pezzi

½ cucchiaino di sale

¼ cucchiaino di pepe nero, tritato

1 cucchiaio di prezzemolo, finemente tagliato

Preparazione:

Gentilmente, posizionare i fagioli in una pentola di acqua bollente. Cuocere per circa 10 minuti o finché il tutto si intenerisce. rimuovere dalla fiamma e scolare bene.

Preriscaldare l'olio in una grande padella e aggiungere le cipolle. Soffriggere finché diventa traslucido. Aggiungere i fagiolini e cospargere con del sale e pepe a piacere. Cuocere per circa 3-4 minuti e rimuovere dalla fiamma. Guarnire con il formaggio ed il prezzemolo.

Informazioni nutrizionali per porzione: Kcal: 164, Proteine: 9.4g, Carboidrati: 8.2g, Grassi: 13.4g

29.   Frullato di banane e arance

Ingredienti:

2 arance medie, sbucciate e a spicchi

1 banana media, a fette

½ tazza di Yogurt greco, organico

1 cucchiaio di miele

1 cucchiaio di cannella, tritato

Preparazione:

Unire tutti gli Ingredienti in un frullatore. Mescolare finché il tutto è omogeneo e trasferire in bicchieri da portata. Aggiungere dei cubetti di ghiaccio e buon appetito!

Informazioni nutrizionali per porzione: Kcal: 164, Proteine: 2.3g, Carboidrati: 40.4g, Grassi: 0.8g

30.   Pollo alla creola con Mango

Ingredienti:

450g di petto di pollo, senza pelle e senza ossa

1 carota media, a fette

2 mango, sbucciati, senza seme e tagliato

2 peperoni medi, tagliati

2 cucchiai di salsa di pomodoro

2 cucchiai di amido di mais

1 piccola cipolla, a fette

3 cucchiai di aceto balsamico

1 tazza di succo d'arancia

½ tazza di succo di lime

1 spicchio d'aglio, schiacciato

 ¼ cucchiaino di sale

¼ cucchiaino di pepe nero, tritato

2 cucchiaio di acqua

Preparazione:

Unire il succo di lime, il succo d'arancia, l'aglio, e il pepe in una ciotola di salsa marinata. Posizionare la carne e impanare bene con la salsa marinata. Coprire e mettere da parte per 1 ora, impanando occasionalmente.

Trasferire la carne in una grande padella e aggiungere i peperoni. Versare abbastanza acqua da coprire tutti gli Ingredienti e far bollire. Rimuovere la carne e Servire nella padella. asciugare la carne.

Aggiungere cipolla, aceto e salsa di pomodoro in padella. Cuocere per 2 minuti a temperatura media.

In una ciotola a parte. Unire amido di mais e acqua, mescolare bene e aggiungerlo nella padella. Mescolare tutto bene per unire e cuocere finché si ispessisce. Abbassare la fiamma e aggiungere il mango tagliato. Cuocere 1 minuto e rimuovere dalla fiamma.

Posizionare il pollo su un piatto da portata e cospargervi la salsa. Guarnire con del prezzemolo o origano essiccato. Ma questo è opzionale.

Informazioni nutrizionali per porzione: Kcal: 283, Proteine: 19.4g, Carboidrati: 43.2g, Grassi: 5.5g

31. Polpette di feta e olive

Ingredienti:

450g di carne tritata di agnello,

½ tazza di olive, senza seme

½ tazza di Feta,organica, a pezzi

2 grandi uova

1 piccola cipolla, a dadini

½ tazza di prezzemolo, finemente tagliato

2 cucchiaini di origano essiccato, tritato

Preparazione:

Unire tutti gli Ingredienti in una grande ciotola. Mischiare tutto bene e creare delle polpette con le mani.

Prendere un foglio di carta forno e posizionarvi le polpette. Cuocere la carne finché diventa dorata. Rimuovere dal forno e far raffreddare.

Servire le polpette con panna acida, o insalata di verdure.

Informazioni nutrizionali per porzione: Kcal: 186, Proteine: 14.3g, Carboidrati: 2.5g, Grassi: 14.6g

32. Zuppa di uovo con Parmigiano

Ingredienti:

4 tazze di brodo di pollo

2 grandi uova

4 cucchiai di Parmigiano, organico, grattugiato

2 cucchiaini di prezzemolo, finemente tagliati

¼ cucchiaino di pepe nero, tritato

Preparazione:

Versare il brodo di pollo in una grande ciotola. Condire con pepe e portare a bollore.

Unire le uova, il prezzemolo, e aggiungere un pizzico di sale e pepe. Sbattere bene e versare il miscuglio in pentola. Mescolare costantemente per circa 3-4 minuti finché le uova iniziano a fluttuare.

Servire caldo.

Informazioni nutrizionali per porzione: Kcal: 65, Proteine: 5.7g, Carboidrati: 2.1g, Grassi: 3.8g

33. Frullato di mela e Spinaci

Ingredienti:

½ grandi mele, tagliate

60g di spinaci baby, tagliati

2 cucchiai di semi di lino

4 cucchiai di succo d'arancia

1 cucchiaino di sciroppo d'acero

Preparazione:

Unire tutti gli Ingredienti in un mixer. Mescolare finchè il tutto è omogeneo e trasferire in un bicchiere da portata. Aggiungere dei cubetti di ghiaccio e Servire.

Informazioni nutrizionali per porzione: Kcal: 138, Proteine: 7.4g, Carboidrati: 24.5g, Grassi: 2.5g

34. Pancake di ricotta

Ingredienti:

2 tazze di ricotta, organica a pezzi

 4 uova

1 tazza di latte di burro, organico

1 cucchiaio di succo di limone

1 tazza di farina integrale

1 cucchiaino di lievito in polvere

½ cucchiaino di sale

1 cucchiaio di olio semi di lino

Preparazione:

Unire la farina, il lievito in polvere e il sale in una ciotola. Sbattere le uova, il succo di limone, e il latte di burro in una ciotola a parte. aggiungere il formaggio e agitare bene. Unire questi miscugli e mescolare bene tutto insieme per creare un bell'impasto.

Preriscaldare l' olio in una padella a temperatura medio-alta. aggiungere l'impasto nella padella

Cuocere per 2 minuti, o finché compaiono delle bollicine sulla superficie e girare il tutto.

Informazioni nutrizionali per porzione: Kcal: 211, Proteine: 12.8g, Carboidrati: 22.2g, Grassi: 7.9g

35. Insalata di fagioli Edamame

Ingredienti:

450g di fagioli Edamame, sgusciati

1 peperone rosso, tagliato

1 cipolla rossa media, a fette

¼ tazza di cipollotti, tagliati

2 cucchiai di basilico, finemente tagliati

Per il condimento:

5 cucchiai di succo di limone

2 cucchiai di mostarda

2 cucchiai di olio extra vergine di oliva

¼ cucchiaino di sale

¼ cucchiaino di pepe nero, tritato

Preparazione:

Unire tutti gli Ingredienti e mescolare bene. Mettere da parte per 10 minuti per mescolare i sapori.

Intanto, preparare gli edamame usando le istruzioni sul pacco. Scolare bene e trasferire in un'insalatiera.

Aggiungere il pepe, la cipolla, i cipollotti, e il basilico. Cospargere con il condimento e agitare bene. Tenere in frigo fino a servire.

Informazioni nutrizionali per porzione: Kcal: 107, Proteine: 4.5g, Carboidrati: 11.2g, Grassi: 7.8g

36. Gamberi in salsa di pomodoro

Ingredienti:

360g di gamberi, sventrati e sbucciati

1 pomodoro medio, tagliato

½ tazza di cheddar, organico, a pezzi

2 spicchi d'aglio, tritato

½ tazza di panna

2 cucchiai di burro

1 cucchiaino di origano essiccato, tritato

Preparazione:

Sciogliere il burro in una grande padella a temperatura medio-alta. Aggiungere spicchi d'aglio e soffriggere finché diventa traslucido.

Aggiungere i gamberi e versare sopra la salsa di pomodoro. Mescolare bene e ridurre la fiamma. Coprire con un coperchio e cuocere per 20 minuti, o finché i gamberi diventano rosa.

Aggiungere il formaggio e la crema e dare una bella mescolata. Far cuocere per 2-3 minuti e rimuovere dalla fiamma.

Puoi Servire con pasta, riso o verdure.

Informazioni nutrizionali per porzione: Kcal: 211, Proteine: 30.3g, Carboidrati: 15.6g, Grassi: 5.6g

37.   Frullato di Banana e frutti di bosco

Ingredienti:

1 banana media, a fette

1 tazza di succo d'arancia

½ tazza di lamponi

1 cucchiaio di semi di chia

Preparazione:

Unire banana, lamponi, e succo d'arancia in un mixer. Mescolare finché il tutto è omogeneo e trasferire in bicchieri da portata. Guarnire con semi di chia. Tenere in frigo 30 minuti prima di servire.

Informazioni nutrizionali per porzione: Kcal: 198, Proteine: 7.5g, Carboidrati: 48.3g, Grassi: 1.6g

38. Il rotoli di cavolo

Ingredienti:

450g di foglie di cavolo

1 filetto di pollo, senza pelle e senza ossa, tagliati

½ tazza di riso integrale

5 cucchiai di olio d'oliva

1 pomodoro medio, tagliato

½ cucchiaino di pepe di Cayenna

1 cucchiaino di prezzemolo, finemente tagliato

¼ cucchiaino di pepe nero, tritato

¼ cucchiaino di sale

Preparazione:

Unire carne, pomodoro, riso, e prezzemolo. Aggiungere del sale e pepe a piacere e mescolare in 2 cucchiai di olio. Mescolare bene per unire e mettere da parte.

Ora, posizionare circa 2 cucchiai di questo miscuglio al centro di foglie di cavolo. Ripetere il processo con il miscuglio rimanente. Arrotola e chiudere i rotoli.

Aggiungere l'olio rimanente in una pentola profonda. Se c'è del cavolo extra, posizionarlo sul fondo. Posizionare i rotoli nella pentola e aggiungere dell'acqua per coprirli totalmente. Cospargere con pepe di cayenna e condimenti di verdure. Coprire con un coperchio e ridurre la temperatura. Cuocere per 1 ora. Rimuovere il tutto dalla fiamma e far riscaldare.

Servire caldo.

Informazioni nutrizionali per porzione: Kcal: 202, Proteine: 20.5g, Carboidrati: 21.4g, Grassi: 8.8g

39. Stufato di cavolo e lenticchie

Ingredienti:

3 tazze di cavolo, tagliato

1 tazza di lenticchie

1 tazza di riso

1 tazza di salsa di pomodori

1 carota media, a fette

1 tazza di cipollotti, tagliati

1 tazza di sedano, tagliato

1 spicchio d'aglio, tritati

1 cucchiaio di olio vegetale

1 cucchiaio di origano essiccato, tritato

2 cucchiaini di scorza di limone

¼ cucchiaino di sale

¼ cucchiaino di pepe nero, tritato

Preparazione:

Scaldare l'olio in una grande padella a temperatura medio-bassa. Aggiungere sedano, carota, cipolla, e un cucchiaio di acqua e mescolare. Coprire con un coperchio e cuocere per 10 minuti, finché il tutto è pronto. Aggiungere l'aglio e l'origano e cuocere per altri 2 minuti. Aggiungere il riso e lenticchie e portare a bollore. Coprire con un coperchio e cuocere per 45 minuti. Ora, aggiungere il cavolo e cuocere per altri 10 minuti. Rimuovere il tutto dalla fiamma e aggiungere la scorza di limone, sale, e pepe a piacere.

Servire caldo.

Informazioni nutrizionali per porzione: Kcal: 291, Proteine: 15.2g, Carboidrati: 62g, Grassi: 5.6g

40.   Frullato di Spinaci e fragole

Ingredienti:

¼ tazza di fragole, a metà

½ tazza di spinaci, tagliati

1 banana media,tagliati

½ tazza di Yogurt greco, organico

1 cucchiaio di semi di chia

Preparazione:

Unire tutti gli Ingredienti in un mixer eccetto i semi di chia. Mescolare finché il tutto è omogeneo e trasferire in un bicchiere da portata. Guarnire con semi di chia e tenere in frigo 30 minuti prima di servire.

Informazioni nutrizionali per porzione: Kcal: 196, Proteine: 9.8g, Carboidrati: 45.7g, Grassi: 2.7g

41. Cetrioli in Panna acida

Ingredienti:

2 cetrioli medi, sbucciati e a fette

4 cucchiai di panna acida, organico

1 spicchio d'aglio, schiacciato

1 cucchiaio di prezzemolo, finemente tagliato

1 cucchiaio di aceto di mele

¼ tazza di cipolle dolci, a fette

¼ cucchiaino di paprika, tritato

¼ cucchiaino di sale

¼ cucchiaino di pepe nero, tritato

Preparazione:

Unire cetrioli, cipolle, aglio, sale, e pepe in una grande ciotola. Versare abbastanza acqua per coprire tutto. Mettere da parte per 20 minuti. scolare bene. Mettere da parte.

Intanto, unire panna acida, prezzemolo, e aceto in una ciotola. Mescolare bene per unire e mettere da parte.

Spostare i cetrioli in un'insalatiera e versare sul miscuglio di panna acida.

Dare una bella mescolata e cospargere con paprika tritata per dare sapore extra.

Servire immediatamente.

Informazioni nutrizionali per porzione: Kcal: 137, Proteine: 2.4g, Carboidrati: 12.6g, Grassi: 7.9g

42. Torta di zucca

Ingredienti:

450g zucca schiacciata

180g di latte intero

½ cucchiaino di cannella, tritato

½ cucchiaino di noce moscata

½ cucchiaino di sale

3 grandi le uova

½ tazza di zucchero granulato

1 pacco di pasta brisée

Preparazione:

Posizionare la purea di squash in una grande ciotola.

Ora aggiungere il latte, la cannella, le uova, la noce moscata, il sale, e lo zucchero. Sbattere insieme bene per incorporare il tutto.

Oliare la teglia allinearvi della carta forno. Gentilmente, posizionare la pasta brisée creando i confini con le mani. Versare il miscuglio con la zucca e appiattire la superficie con la spatola.

Posizionare in forno e infornare per 1 ora, o finché il tutto è pronto. Rimuovere dal forno e cuocere per almeno 30 minuti.

Ora rimuovere gentilmente la torta dalla teglia e trasferire su un piatto da portata. Tenere in frigo per una notte e Servire.

Informazioni nutrizionali per porzione: Kcal: 188, Proteine: 7.5g, Carboidrati: 51.4g, Grassi: 16.2g

ALTRI TITOLI DELLO STESSO AUTORE

70 ricette efficaci per prevenire e risolvere i vostri problemi di sovrappeso: bruciate velocemente le calorie con una dieta appropriata ed una alimentazione intelligente

di
Joe Correa CSN

48 ricette per risolvere i problemi di acne: un modo veloce e naturale per porre fine ai vostri problemi di acne in meno di 10 giorni!

di
Joe Correa CSN

41 ricette per prevenire l'Alzheimer: riducete o eliminate il vostro stato di Alzheimer in 30 giorni o meno!

di
Joe Correa CSN

70 ricette efficaci contro il cancro al seno: per prevenire e combattere il cancro al seno con una alimentazione intelligente e cibi efficaci.

di
Joe Correa CSN